SIGNES PHARMACEUTIQUES

EXTRAITS DU

CODEX DES MÉDICAMENTS

HOMOEOPATHIQUES

PAR L'AUTEUR

GEORGES P. F. WEBER,

Pharmacien homœopathe à Paris.

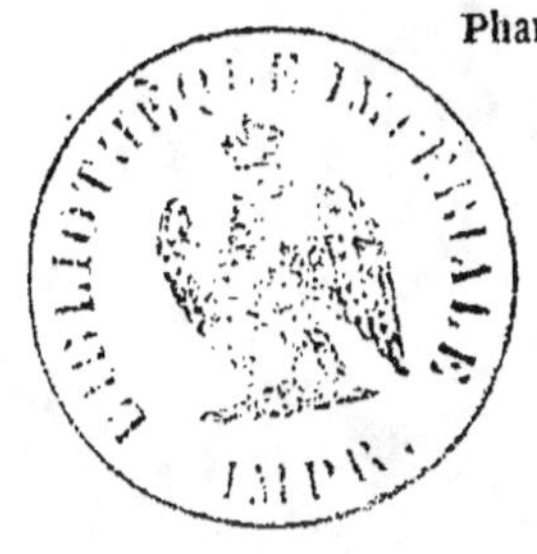

A PARIS,

CHEZ J.-B. BAILLIÈRE,

LIBRAIRE DE L'ACADÉMIE IMPÉRIALE DE MÉDECINE,

RUE HAUTEFEUILLE, 19.

1853.

Paris.—Imprimerie de L. MARTINET, rue Mignon, 2.

SIGNES PHARMACEUTIQUES.

Dans la première colonne de ce tableau, le nom des corps simples est remplacé par un signe particulier.

Leurs composés par les combinaisons de ces signes.

Pour les végétaux, on écrit trois lettres : la *première* est celle qui termine le nom du médicament ; la *deuxième* celle qui le commence ; la *troisième* celle des lettres moyennes de ce mot.

De sorte qu'avec un peu d'attention, il est impossible de commettre une erreur.

Signes des médicaments.	Noms latins des médicaments en toutes lettres.	Abréviations des médicaments.
Man.	Absinthium	Absinth :
✕, m *b* o . . .	Acidum benzoicum . . .	Acid : benz :
△ ⊕ △ . . .	— borussicum	— boruss :
⊹	— citricum.	— citr :
⊟ △	— fluoris.	— fluor :
ℭ △	— muriaticum	— mur :
⊕ ✛	— nitricum.	— nitr :
△ ✛	— oxalicum	— oxal :
⊕ ✛	— phosphoricum . . .	— phosphoric :
△ ✛	— sulfuricum.	— sulf :
⊡	— tartaricum	— tart :
Mai	Aconitum	Acon ; nap :
Aat	Actæa spicata	Act : sp :
Aœh.	Æthusa cynapium . . .	Aeth : cyn :
San	Agnus castus.	Agn : cast :
Iak	Alkekengi	Alkek :
Mal	Allium.	All : sat :
Saoë	Aloes	Aloë.
◯	Alumina.	Alumina.
Aab	Ambra.	Ambr :

Signes des médicaments.	Noms latins des médicaments en toutes lettres.	Abréviations des médicaments.
Mao	Ammoniacum	Ammoniac :
⊕ ⚠ +	Ammonium carbonicum.	Amm : carb :
⊕ △	— causticum	— caust :
⊕ ℂ △	— muriaticum	— mur :
Mac	Anacardium	Anac :
Sag	Anagallis	Anag :
Aas	Angustura	Angust :
Aas, s	— spuria	— spur :
Mas	Anisum	Anis :
m ⚠ m ⊕	Anthrakokali	Anthrak :
m ⚠ m ⊕ △	— sulfuratum	— sulf :
⊖ △	Antimonium crudum	Antim : crud :
Sap	Apis	Apis.
Aaa	Aranea	Arau :
☽	Argentum	Argent :
☽ ⊕ +	— nitricum	— nitric :
☽ △	— sulfuretum	— sulf :
Aao	Aristolochia	Aristol :
Aar	Armoracia	Armor :
Aan	Arnica	Arnic :
○—ↄ	Arsenicum	Ars :
Aam	Artemisia	Artem : vulg :
Mau	Arum	Arum.
Aa, f	Asa fœtida	Asa : fœt :
Mar	Asarum	Asarum :
Saa	Asparagus	Aspar :
Sai	Asterias attaccus	Aster :
Xap	Atriplex	Atripl :
○—○ △	Auripigmentum	Auripig :
⊙	Aurum	Aurum,
⊙ ⊕ △	— fulminans	Aur : fulm :

Signes des médicaments.	Noms latins des médicaments en toutes lettres.	Abréviations des médicaments.
☉ ☾ △	Aurum muriaticum . . .	Aur : mur :
☉ △	— sulfuretum	— sulf :
Aba	Badiaga	Badiag :
Sbr	Barbus	Barb :
= -☉-	Baryta acetica	Bar : acet :
= △ + . . .	— carbonica	— carb :
= ☾ △	— muriatica	— muriat :
Abd	Belladonna	Bell :
Sbe	Berberis	Berb :
♉ ①	Bismuthum	Bism :
Sbt	Boletus Satanas	Bol : sat :
⌷ ⊖ + . . .	Borax	Borax.
Abv	Bovista	Bov :
Abc	Branca ursina	Branc : urs :
[◌]	Bromum	Brom :
Aby	Bryonia	Bryon :
Aci	Cainca	Cainc :
Mcd	Caladium	Calad :
♃ -☉-	Calcarea acetica	Calc : acet :
♃ △ + ...	— carbonica	— carb :
♀	— caustica	— caust :
♃ △ + ...	— phosphorata	— phosph :
Acd	Calendula	Calend :
Ach	Caltha	Calth :
∿	Camphora	Camph :
⌽	Cancer fluviatilis . . .	Canc . fluv :
Scb	Cannabis	Cann : sativ :
Scb, i	— indica	— ind :
Sch	Cantharides	Canth :

Signes des médicaments.	Noms latins des médicaments en toutes lettres.	Abréviations des médicaments.
Mcp	Capsicum	Caps :
a △ a	Carbo animalis	Carb : anim :
m △ m	— mineralis	— miner :
v △ v	— vegetabilis	— veget :
Scu, b	Carduus benedictus	Card : bened :
Scu, m	— marianus	— mar :
Acs	Cascarilla	Casc :
Rca	Castor equi	Cas : eq :
Mco	Castoreum	Castoreum.
Mcs	Causticum	Caust :
Ned	Cedron	Cedr :
Acm	Chamomilla	Cham :
Mcn	Chelidonium	Chelid :
Mch	Chenopodium glaucum	Chenop : gl :
Ach	China	China.
Mci	Chinium	Chinium.
Mci, s	— sulfuricum	Chin : sulf :
C	Chlorium	Chlor :
Acu	Cicuta virosa	Cic : vir :
Acn	Cina	Cina.
♂ ♂	Cinnabaris	Cinnab :
Mcu	Cinnamomum	Cinnam :
Sct	Cistus	Cist :
Scm	Clematis	Clem :
Acl	Coccinella	Coccin :
Scc	Coccullus	Coccul :
Sco	Coccus cacti	Cocc : cact :
Acf	Coffea	Coff :
Mcl	Colchicum	Colch :
Scy	Colocynthis	Coloc :
Ocm	Columbo	Columb :
Mcm	Conium maculatum	Conium : mac :
Scv	Convolvulus	Convol :

Signes des médicaments.	Noms latins des médicaments en toutes lettres.	Abréviations des médicaments.
Acp	Copaiva	Copaiv :
Acr	Corallia	Corall :
Mcs	Creosotum	Creosot :
Scs	Crocus sativus	Croc : sativ :
Nco	Croton	Croton :
Acb	Cubeba	Cubeb :
♀	Cuprum	Cupr :
♀ o—o	— arseniosum	— ars :
♀	— aceticum	— acet :
♀ △ ×	— carbonicum	— carb :
♀ △ +	— sulfuricum	— sulf :
Ncy	Cyclamen	Cyclam :
Eda	Daphne indica	Daph : ind :
Sdt	Dictamnus	Dictam :
Sdg	Digitalis	Digit :
Ado	Diosma	Diosm :
Ads	Drosera	Droser :
Adm	Dulcamara	Dulcam :
Mev	Ervum	Ervum :
Mcy	Erysimum	Erysim :
Acg	Eugenia	Eugen :
Mep	Eupatorium	Eupat :
Aep	Euphorbia	Euphorb :
Aep, c.	— cyparrissias	Euph : cyp :
Aep, l.	— lathyrus	— lath :
Æer	Euphrasia	Euphras :
Sey	Evonymus	Evon :
Aff	Farfara	Farf :
♂	Ferrum	Ferr :

Signes des médicaments.	Noms latins des médicaments en toutes lettres.	Abréviations des médicaments.
♂ ⊕	Ferrum aceticum	Ferr : acet :
♂ △ ⊕ △ . .	— borussicum	— bor :
♂ △ ×	— carbonicum	— carb :
♂ + ...	— magneticum . . .	— magn :
♂ ☾ △	— muriaticum	— mur :
♂ ⚼ + . . .	— sulfuricum	— sulf :
Xfl	Filix	Filix :
Afg	Fragaria	Fragar :
Aga	Galanga	Galang :
Mgb	Galbanum	Galban :
Agn	Genista	Genist :
Agt	Gentiana	Gent :
Gsn	Gen-seng	Gen-s :
Mga	Granatum	Granat :
♂ △	Graphites	Graph :
Agi	Gratiola	Grat :
Oga	Guaco	Guaco :
Mgj	Guajacum	Guaj :
Igt	Gutti	Gutti.
♀ ⚼	Hepar sulfuris	Hep : sulf :
Ehp	Hippomane	Hippom :
Shu	Humulus	Hum :
Shy	Hyoscyamus	Hyosc :
Mhp	Hypericum	Hyper :
Ain	Ignatia	Ign :
Air	Imperatoria	Imper :
Oid	Indigo	Indigo :
Aic	Ipecacuanha	Ipec :
Sir	Iris	Iris :

Signes des médicaments.	Noms latins des médicaments en toutes lettres.	Abréviations des médicaments.
Ajp	Jalappa	Jalap :
Ajo	Jatropha	Jatroph :
⊡	Jodium	Jod :
Sjc, e	Juncus effusus	Junc : eff :
Sjc, p	— pilosus	Junc : pil :
▱△	Kadmium	Kadm :
⊕△×	Kali carbonicum	Kali : carb :
⊕ɛ△	— chloricum	K : chlor :
⊕⊡△	— hydriodicum	K : hydriod :
⊕⊡△	— hydrobromicum	K : hydrobrom :
Slh	Lachesis	Lach :
Alt	Lactuca	Lact :
Mli	Lamium	Lam :
Slo	Laurocerasus	Lauroc :
Mlu	Ledum	Led :
△⚍	Liquor Lampadius	Liq : Lamp :
All	Lobelia	Lob :
Mll	Lolum	Lol :
Alc	Lonicera	Lon :
Mlp	Lycopodium	Lyc :
▱△✛	Magnesia carbonica	Magn : carb :
▱ɛ△	— muriatica	— mur :
▱⚍✛	— sulfurica	— sulf :
✕✛	Manganum aceticum	Mang : acet :
✕△×	— carbonicum	— carbon :
Amh	Marchantia	March :
oooo	Margarita	Marg :
Eml	Meloe	Meloe.
Aml	Meloloutha	Melol :

Signes des médicaments.	Noms latins des médicaments en toutes lettres.	Abréviations de médicaments.
Smy	Menyanthis	Menianth :
Smp	Mephitis	Meph :
Smu	Mercurialis	Mercurial :
☿	Mercurius aceticus	Merc : acet :
☿	— biiodatus	— biiod :
☿	— corrosivus	— corr :
☿	— cyanatus	— cyan :
☿	— dulcis	dul :
☿	— nitricus	— nitr :
☿	— protoiodatus	— pr : iod :
☿ a	— præcipitatus albus	— pr : alb :
☿ r	— præcipitatus ruber	— pr : rub :
☿	— solubilis	— sol :
☿	— vivus	— viv :
Mmz	Mezercum	Mez :
Mmf	Millefolium	Millef :
Sme	Millepedes	Millep :
Mmo	Morphium	Morph :
Mmo, a	— aceticum	— aćet :
Mmo, s	— sulfuricum	— sulf :
Smh	Moschus	Mosch :
Xmr	Murex purpurea	Mur : purp :
⊖	Natrum carbonicum	Natr : carb :
⊖	— muriaticum	— mur :
⊖	— nitricum	— nit :
⊖	— sulfuratum	— sulfurat :
⊖	— sulfuricum	— sulfuric :
♀	Niccolum	Nicc :
Ang	Nigella	Nig :
⊕	Nitrum	Nitr :

Signes des médicaments.	Noms latins des médicaments en toutes lettres.	Abréviations des médicaments.
Sjg , *n*	Nux juglans	N : jugl :
Amc, *n*	— moschata	— mosch :
Avi, *n*.	— vomica	— vom :
Eoa	OEnanthe crocata	OEnant : croc :
Ron	Oleander	Oleand :
Mou, a	Oleum animale	Ol : an :
Mou, j	— jecoris aselli	— jec :
Mou, p	— petræ	— petr :
Mou, t	— terebinthinæ	— ter :
Soo	Ononis spinosa	On : spin :
Moi	Opium	Op :
Apo	Pæonia	Pæon :
Spr	Paris	Par :
Mps	Petroselinum	Petros :
Mpn	Phellandrium	Phell :
△	Phosphorus	Phosph :
Mpu	Pichurim	Pich :
Spn	Pinus	Pin :
☽-☾	Platina	Plat :
☽-☾ ☾ △	— muriatica	— mur :
♄	Plumbum	Plumb :
♄	— aceticum	— acet :
Mpy	Podophyllum	Podoph :
Spu, p	Prunus Padus	Pr : pad :
Spu, s	— spinosa	— spin :
Mpc	Psoricum	Psor :
Apa	Pulsatilla	Puls :
Srn, a	Ranunculus acris	Ran : acr :
Srn, b	— bulbosus	— bulb :

Signes des médicaments.	Noms latins des médicaments en toutes lettres.	Abréviations des médicaments.
Srn, f	Ranunculus Flammula.	Ran : flam :
Srn, s	— sceleratus	— sceler
Sra	Raphanus sativus.	Raph :
Ara	Ratanhia.	Ratanh :
Mre	Rheum.	Rheum.
Nro	Rhododendron.	Rhod :
Srh, t	Rhus toxicodendron.	Rhus : tox :
Srh, v	— vernix.	Rhus : vern :
Aru	Ruta.	Ruta.
Asd	Sabadilla	Sabad :
Asb	Sabina.	Sabina.
Ssb	Sambucus	Samb :
Asg	Sanguinaria.	Sanguin :
Ssa	Sassafras.	Sassafr :
Asp	Salsaparilla.	Salsap :
Esa	Secale cornutum	Sec : corn :
Msd	Sedum.	Sed :
Msi	Selenium.	Selen :
Asn	Senega.	Senega.
Ase	Senna	Senna.
Asi	Sepia.	Sep :
Ast	Serpentaria.	Serpent :
⨷	Silicea	Silic :
Msn, l	Solanum lycopersicum.	Sol : lyc :
Msn, m	— mammosum	— mam :
Msn, n	— nigrum.	— nig :
Asl	Spigelia	Spig :
Asr	Spiræa ulmaria.	Sp : ulm :
☽ ①	Spiritus nitri dulcis.	Spir : nit : dul :
Aso	Spongia	Spong :
Asq	Squilla.	Squilla.
♃	Stannum.	Stann :

Signes des médicaments.	Noms latins des médicaments en toutes lettres.	Abréviations des médicaments.
Asy.	Staphisagria	Staphis :
Mso.	Stramonium	Stram :
✕ △ .	Strontium	Stront :
Msy.	Strychninum.	Strychninum.
» n.	— nitricum	Strych : nitr :
△̷ .	Sulfur.	Sulf :
Msh.	Symphytum	Symph :
Mtc.	Tabaccum	Tab :
Mta.	Tanacetum.	Tanacet :
Mtx.	Taraxacum.	Tarax :
⊡ ⊖ .	Tartarus emeticus	Tart : emet :
Stx.	Taxus	Tax :
Mti.	Teucrium.	Teucr :
Ath.	Thea.	Thea.
Nti.	Theridion.	Ther :
Sty.	Thymus	Thym :
Atj.	Thuja	Thuja.
Atl.	Tilia.	Til :
Att, a.	Tinctura acris.	Tinct : acr :
Att, △̷ .	— sulfuris	— sulf :
Otc.	Tonco.	Tonco.
Ots.	Tussilago petasites	Tuss : pet :
Sum.	Ulmus	Ulm :
Aut.	Urtica.	Urt :
Auv.	Uva ursi.	Uva :
Avr.	Valeriana	Valer :
Mvt.	Veratrum	Veratr :
Mva.	Verbascum	Verbasc :
Avb.	Verbena.	Verbena.

Signes des médicaments.	Noms latins des médicaments en toutes lettres.	Abréviations des médicaments.
Avn	Veronica	Veron :
Avi	Vinca	Vinca :
Mvx	Vincetoxicum	Vincet :
Avo, o	Viola odorata	Viol : od :
Avo, t	— tricolor	— tr :
♂	Zincum	Zinc :
♂ ✕	— oxydatum	— ox :
♂ △ ✛	— sulfuricum	— sulf :
Rzg	Zingiber	Zing :

SIGNES DES MÉTALLOIDES

D'AUTRES CORPS ET DE QUELQUES UNES DE LEURS COMBINAISONS, SERVANT DE CLEF POUR LES ACIDES, LES SELS ET LES MINÉRAUX.

✛ ou ✕ oxygène.
△ hydrogène. △ ✕ aqua.
◐ azote. ◐ ✛ acidum nitricum.
◐ △ ammonium causticum.
△ sulfur. △ ✛ acid. sulfuric.
♁ selenium.
◎ tellurium.
ℭ chlorium. ℭ △ acid. muriatic.
▢ bromium.
▨ iodium.
⊟ fluor. ⊟ △ acidum fluoricum.
⊜ phosphore. ⊜ ✛ acidum phosphoricum.

○—○ arsenicum. ○—○ ✛ arsenicum album.
○—○ △ auripigmentum.
△ carbone. △ ✛ acid. oxalicum.
△ △ alcobol sulfuris.
a △ a. carbo animalis.
v △ v. carbo vegetabilis.
⌂ borium.
⊗ silicium.
△ ◐ △ acidum hydrocyanicum.
⌐ alcobol (ancien signe), carbone, oxygène et hydrogène.
△ aqua alcoholisata.
ᕲ ether.

⟲△ ether sulfuricus.

⟲◍ ether nitricus.

-●- acidum aceticum.

⟲ -●- ether aceticus.

-●- acidum citricum (anc. signe).

⊡ acidum tartaricum (ancien signe).

△ aqua pluviatilis.

MÉTAUX.

◡ Aluminium.

⊖ antimonium.

☽ argentum.

○—○ arsenicum.

☉ aurum.

= barium.

♅ bismuthum.

♆ calcium.

♀ cuprum.

♂ ferrum.

▢ kadmium.

⊕ kalium seu potassium.

▥ magnesium.

✗ manganum.

☿ mercurius.

⊖ natrium seu sodium.

♈ nickel seu niccolum.

☽—☾ platina.

♄ plumbum.

♃ stannum.

✗ strontia.

♁ zincum.

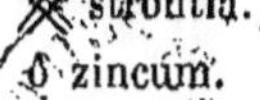